30 JOURS
pour Éteindre le Feu

Guide Anti-Burnout Scientifique

« Quand ta maison brûle, tu ne choisis pas la couleur des rideaux.

Tu éteins le feu. Puis tu reconstruis. Puis tu installes des alarmes. »

▲ AVERTISSEMENT MÉDICAL

Ce livre ne remplace PAS un suivi médical ou psychologique professionnel.

Si tu as des pensées suicidaires, des symptômes physiques graves,
ou un burnout sévère diagnostiqué, consulte IMMÉDIATEMENT un professionnel.

Les numéros d'urgence sont en fin de livre.

DÉDICACE

À tous ceux dont la maison brûle en silence.

À ceux qui sourient au bureau pendant que leur monde s'effondre.

À ceux qui pensent que « tenir le coup » est une vertu.

À ceux qui sont fatigués d'être fatigués.

Ce guide est pour vous. Vous méritez d'éteindre le feu.

TABLE DES MATIÈRES

INTRODUCTION : Quand ta maison brûle

PHASE 1 : ÉTEINDRE LE FEU (Jours 1-10)

Urgences : Sommeil • Mouvement • Respiration • Limites

PHASE 2 : RECONSTRUIRE (Jours 11-20)

Équilibre : Émotions • Pensées • Connexions • Plaisir

PHASE 3 : PROTÉGER L'AVENIR (Jours 21-30)

Transformation : Valeurs • Sens • Routines • Vision

ANNEXES & RESSOURCES

Quiz : Identifie ton profil de burnout
Plan anti-rechute 90 jours
FAQ : 15 questions essentielles
Numéros d'urgence

INTRODUCTION

Quand ta maison brûle

Il est 3h47 du matin.

Tu regardes ton réveil pour la quatrième fois cette nuit. Ton cœur bat trop vite. L'estomac noué. Le cerveau qui tourne en boucle sur l'email que tu dois envoyer demain, la présentation qui n'est pas prête, la deadline impossible, le conflit avec ce collègue, les enfants à gérer, les factures qui s'accumulent.

Tu es ÉPUISÉ mais tu ne peux pas dormir. Ton corps est en alerte maximale alors que tu devrais être au repos. C'est comme si une alarme incendie hurlait dans ta tête 24h/24, même quand il n'y a pas de feu visible.

Sauf que le feu est là. Il brûle. En silence. À l'intérieur de toi.

Bienvenue dans le burnout. Je sais. Des millions de personnes y sont passées. Et contrairement à ce que tu crois peut-être en ce moment, à 3h47 du matin, les yeux grands ouverts dans le noir : tu vas t'en sortir.

■ TU N'ES PAS SEUL : LES CHIFFRES DU BURNOUT 2025

61% des professionnels en burnout

Une enquête massive menée en 2025 auprès de 10 000 travailleurs français révèle que 61% ressentent des symptômes de burnout : fatigue chronique, insomnie, irritabilité, perte de sens au travail, symptômes physiques inexpliqués. Ce n'est plus une exception. C'est devenu la norme.

50-60% des soignants touchés

Infirmières, médecins, aides-soignants : ceux qui SOIGNENT sont eux-mêmes malades. Après la pandémie COVID, les chiffres ont explosé. Beaucoup ont quitté leur métier. Ceux qui restent tiennent avec des anti-dépresseurs et du café.

+40% chez les millennials et Gen Z depuis 2020

Précarité économique, pression des réseaux sociaux, culture « always-on », attentes impossibles. Résultat : une génération entière qui s'effondre avant 35 ans.

LE BURNOUT N'EST PAS TON ÉCHEC PERSONNEL.

C'est le canari dans la mine de charbon. Le signal d'alarme qui hurle que le SYSTÈME est toxique. Pas toi. Tu n'es pas « faible ». Tu n'es pas « inadapté ». Tu es un être humain normal qui réagit normalement à des conditions de vie ANORMALES.

❌ POURQUOI LES AUTRES SOLUTIONS ÉCHOUENT

Les applications de méditation guidée

Tu les télécharges avec enthousiasme un dimanche soir. Lundi : 10 minutes. Mardi : 5 minutes en accéléré. Mercredi : « je le ferai ce soir ». Jeudi : oubli. Vendredi : culpabilité. 93% des utilisateurs abandonnent avant 2 semaines. Ces apps sont conçues pour des vies calmes. Pas pour le chaos du burnout.

Les « 3 gratitudes par jour »

Jour 1 : « Ma famille, ma santé, mon travail ». Jour 7 : « Ma famille... ma santé... mon... » Ton cerveau s'ennuie. C'est devenu mécanique, répétitif, vide de sens. Ton cerveau FILTRE la répétition.

Les affirmations positives devant le miroir

« Je suis fort. Je suis capable. » Et ton cerveau répond : « Non, tu ne l'es pas. Tu te souviens quand tu as raté X hier ? » Les affirmations SANS fondation créent une dissonance cognitive douloureuse. Ton cerveau REJETTE ce qui semble faux.

LE VRAI PROBLÈME : Ces solutions traitent le SYMPTÔME, pas la CAUSE. C'est comme mettre un pansement sur une jambe cassée. Ou peindre les murs pendant que la maison brûle.

🔥 LA SCIENCE DU FEU : COMPRENDRE TON BURNOUT

Imagine que le stress soit un FEU dans ton corps.

- Chaque email stressant = une étincelle
- Chaque conflit = une bûche
- Chaque deadline impossible = de l'essence

Ton corps allume le feu automatiquement (cortisol, adrénaline). C'est le système nerveux sympathique : la réaction « combat ou fuite » héritée de nos ancêtres. Dans la savane, face au lion, tu COURAIS. L'action physique « terminait » le cycle du stress. Le feu s'éteignait naturellement.

Maintenant ? Tu restes ASSIS à ruminer. Le feu reste BLOQUÉ dans ton corps. Jour après jour. Semaine après semaine. Le feu brûle SANS ARRÊT.

C'est ça, le burnout : un feu qui brûle depuis des mois sans que tu aies pu l'éteindre.

CE LIVRE = POMPIER + ARCHITECTE + INGÉNIEUR

🔥 PHASE 1 : ÉTEINDRE LE FEU (Jours 1-10)

État : Burnout aigu. Focus : SURVIE IMMÉDIATE. Le pompier arrive. L'eau sur le feu.

🏗 PHASE 2 : RECONSTRUIRE (Jours 11-20)

État : Récupération. Focus : ÉQUILIBRE QUOTIDIEN. L'architecte rebâtit sur des fondations saines.

🛡 **PHASE 3 : PROTÉGER L'AVENIR** (Jours 21-30)

État : Transformation. Focus : PRÉVENTION & SENS. L'ingénieur installe des alarmes incendie.

📖 MODE D'EMPLOI DE CE LIVRE

1. ADAPTE SELON TON NIVEAU D'ÉNERGIE

● **Énergie 0-30% :** Lis SEULEMENT l'exercice. 1 case cochée = VICTOIRE TOTALE.

● **Énergie 30-70% :** Lis contexte + science + exercice complet.

● **Énergie 70%+ :** Lis tout et adapte les exercices à TA situation.

2. ÉCRIS DIRECTEMENT DANS CE LIVRE

Ce livre est un OUTIL, pas une œuvre d'art. Coche les cases. Écris. Surligne. Plus il sera abîmé, plus il aura rempli sa mission.

3. SI TU RATES DES JOURS

Tu n'as raté AUCUN jour. Seulement reporté. Tu reprends où tu en es. Pas de culpabilité. Le burnout n'est pas linéaire. Ta récupération non plus.

■ CE QUE JE TE PROMETS (réalistement)

JE NE TE PROMETS PAS :

❌ Une guérison en 7 jours • • Une vie parfaite sans stress • • Des solutions magiques

JE TE PROMETS :

- Des outils scientifiquement validés (pas du blabla)
- Une progression adaptée à TON rythme
- Du respect pour ton épuisement
- Un système de prévention anti-rechute

Prêt à éteindre le feu ? Tourne la page. Le Jour 1 t'attend.

PHASE 1

ÉTEINDRE LE FEU

Jours 1-10

🔥 JOUR 1 — LUNDI

Phase 1 : ÉTEINDRE LE FEU

Urgence : SOMMEIL

💡 CONTEXTE

Quand ta maison brûle, la PREMIÈRE urgence est l'eau. Pas les meubles, pas la décoration. L'EAU. Pour le burnout : l'eau = le SOMMEIL. Tu ne peux pas « être productif » ou « positif » avec un cerveau qui n'a pas dormi. Le manque de sommeil accumule une « dette » qui se paie en cortisol, en anxiété, en maladies. Priorité numéro 1 absolue.

🧠 SCIENCE

Étude UC Berkeley (Matthew Walker, 2017) : 1 nuit <6h = -30% régulation émotionnelle. Amygdale (zone peur) suractive de 60%. Tu deviens réactif, irritable, catastrophiste. Le sommeil n'est pas du « self-care ». C'est de la MAINTENANCE CÉRÉBRALE obligatoire.

⚡ EXERCICE — ÉCRIS DIRECTEMENT ICI

ÉTAPE 1 : Diagnostic (entoure ton numéro)

1. J'ai dormi <5h cette nuit (alerte rouge)
2. J'ai dormi 5-6h (insuffisant mais fréquent)
3. J'ai dormi 6-7h (limite acceptable)
4. J'ai dormi 7h+ (bien !)
5. Je n'ai PAS dormi (insomnie totale)

→ Ton numéro : _____

ÉTAPE 2 : Choisis 1 outil (écris la lettre)

A) Alarme sommeil 22h (comme pour enfants)
B) Chambre 18°C max (cerveau dort mieux au frais)
C) Zéro écran après 21h (lumière bleue = cortisol)
D) Lecture 10 min au lit (rituel endormissement)
E) Magnésium 300mg à 20h (relaxation musculaire)

→ Ta lettre : ____

ÉTAPE 3 : Écris cette affirmation 1 fois

« Dormir n'est pas une faiblesse. C'est une urgence médicale. »

____

■ TRACKING — REMPLIS CE SOIR

☐ J'ai fait mon outil du jour
☐ J'ai dormi 7h minimum
☐ J'ai bu 2L d'eau

Niveau d'urgence AVANT (1-10) : ____ APRÈS (1-10) : ____

■ J'ai donné à mon cerveau le REPOS qu'il méritait.

🔥 JOUR 2 — MARDI

Phase 1 : ÉTEINDRE LE FEU

Urgence : MOUVEMENT

CONTEXTE

Ton corps est conçu pour BOUGER après un stress. Combat ou fuite = action physique. Aujourd'hui ? Tu restes assis à ruminer. Le cortisol et l'adrénaline restent BLOQUÉS dans tes muscles, tes organes. Résultat : tension permanente, fatigue paradoxale, insomnie. Le mouvement débloque le feu. Même 5 minutes.

SCIENCE

Université du Texas (2019) : 237 participants stressés. 20 min marche rapide = -39% cortisol sanguin. Le mouvement « termine » le cycle du stress physiologiquement. Rester assis = garder le feu allumé. Le mouvement n'est pas « du sport ». C'est un EXTINCTEUR chimique.

⚡ EXERCICE — ÉCRIS DIRECTEMENT ICI

ÉTAPE 1 : Diagnostic (entoure ton numéro)

1. Je suis resté assis toute la journée hier
2. J'ai bougé <10 minutes (trajet voiture/métro)
3. J'ai marché 10-20 minutes
4. J'ai fait 20-30 minutes d'activité
5. J'ai bougé >30 minutes

→ Ton numéro : _____

ÉTAPE 2 : Choisis 1 outil (écris la lettre)

A) Marche rapide 10 min (sortir du bureau/maison)

B) Danser énergiquement 1 chanson (porte fermée OK)

C) 10 pompes + 20 squats + 10 jumping jacks

D) Monter/descendre escaliers 3 fois rapidement

E) Frapper dans un coussin 30 sec (libère rage)

→ Ta lettre : ____

ÉTAPE 3 : Écris cette affirmation 1 fois

« Mon corps a BESOIN de bouger. C'est une urgence physiologique. »

____

■ TRACKING — REMPLIS CE SOIR

☐ J'ai fait mon outil du jour

☐ J'ai dormi 7h minimum

☐ J'ai bu 2L d'eau

Niveau d'urgence AVANT (1-10) : ____ APRÈS (1-10) : ____

■ J'ai LIBÉRÉ le stress bloqué dans mon corps.

🔥 JOUR 3 — MERCREDI

Phase 1 : ÉTEINDRE LE FEU

Urgence : RESPIRATION

💡 CONTEXTE

Tu respires 20 000 fois par jour. La plupart en mode « survie » : respiration courte, thoracique, rapide. Cette respiration MAINTIENT ton système nerveux en alerte. Une respiration consciente, lente, abdominale ? Elle ÉTEINT l'alarme. C'est le seul système autonome que tu peux contrôler volontairement. Ton arme secrète.

🧠 SCIENCE

Stanford (Huberman, 2023) : La « respiration physiologique » (2 inspirations nasales + 1 expiration longue) réduit le stress en 30 secondes. Effet mesurable sur le rythme cardiaque. Le nerf vague (frein parasympathique) s'active. Le cortisol chute. Tu reprends le contrôle.

⚡ EXERCICE — ÉCRIS DIRECTEMENT ICI

ÉTAPE 1 : Diagnostic (entoure ton numéro)

1. Je respire souvent par la bouche
2. Ma respiration est courte et rapide
3. Je bloque souvent ma respiration sans m'en rendre compte
4. Je soupire beaucoup (signe de manque d'oxygène)
5. Ma respiration est calme et profonde

→ Ton numéro : _____

ÉTAPE 2 : Choisis 1 outil (écris la lettre)

A) Respiration 4-7-8 (inspire 4s, retiens 7s, expire 8s)

B) Respiration carrée (4s inspire, 4s retiens, 4s expire, 4s retiens)

C) Soupir physiologique (2 inspirations nez + 1 longue expiration bouche)

D) Main sur ventre : sentir le ventre gonfler à l'inspiration

E) 3 respirations profondes avant chaque réunion

→ Ta lettre : _____

ÉTAPE 3 : Écris cette affirmation 1 fois

« Ma respiration est mon extincteur portable. Je l'utilise. »

____

____

■ TRACKING — REMPLIS CE SOIR

☐ J'ai fait mon outil du jour

☐ J'ai dormi 7h minimum

☐ J'ai bu 2L d'eau

Niveau d'urgence AVANT (1-10) : _____ APRÈS (1-10) : _____

■ J'ai repris le CONTRÔLE de mon système nerveux.

🔥 JOUR 4 — JEUDI

Phase 1 : ÉTEINDRE LE FEU

Urgence : LIMITES

💡 CONTEXTE

Tu dis OUI à tout le monde. Sauf à toi. Chaque OUI aux autres est un NON à ton énergie, ton temps, ta santé. Le burnout, c'est souvent ça : des années de OUI accumulés. Aujourd'hui, tu apprends à dire NON. Pas méchamment. Fermement. Pour survivre.

🧠 SCIENCE

Université de Californie (2012) : Les personnes qui ont du mal à dire non ont 2x plus de stress chronique. Le « people pleasing » est un facteur de risque majeur du burnout. Dire NON active le cortex préfrontal (contrôle). Dire OUI par défaut = amygdale (peur du rejet).

⚡ EXERCICE — ÉCRIS DIRECTEMENT ICI

ÉTAPE 1 : Diagnostic (entoure ton numéro)

1. J'ai dit OUI à quelque chose que je ne voulais pas faire hier
2. Je me sens coupable quand je refuse quelque chose
3. Je dis souvent « oui » puis je le regrette
4. J'ai peur qu'on m'aime moins si je dis non
5. Je sais dire non quand c'est nécessaire

→ Ton numéro : ____

ÉTAPE 2 : Choisis 1 outil (écris la lettre)

A) « Je ne suis pas disponible pour ça » (phrase neutre)

B) « Laisse-moi vérifier mon agenda et je te reviens » (gagner du temps)

C) « Non, mais merci d'avoir pensé à moi » (refus poli)

D) « C'est non pour cette fois » (sans justification)

E) Bloquer 2h « indisponible » dans ton agenda chaque jour

→ Ta lettre : _____

ÉTAPE 3 : Écris cette affirmation 1 fois

« Chaque NON que je dis est un OUI à ma survie. »

____

____

■ TRACKING — REMPLIS CE SOIR

☐ J'ai fait mon outil du jour

☐ J'ai dormi 7h minimum

☐ J'ai bu 2L d'eau

Niveau d'urgence AVANT (1-10) : _____ APRÈS (1-10) : _____

■ J'ai PROTÉGÉ mon énergie en posant une limite.

🔥 JOUR 5 — VENDREDI

Phase 1 : ÉTEINDRE LE FEU

Urgence : DÉCONNEXION

💡 CONTEXTE

Ton cerveau n'est pas conçu pour être « always-on ». Les notifications, emails, messages... chaque alerte déclenche une micro-dose de cortisol. 50 notifications par jour = 50 pics de stress. Le week-end, le soir, tu dois COUPER. Vraiment couper. Pas « jeter un œil ».

🧠 SCIENCE

Université de Virginie (2014) : Vérifier ses emails le soir augmente le cortisol de 25% et dégrade la qualité du sommeil. Le cerveau ne fait pas la différence entre « un petit email » et « une urgence vitale ». Chaque notification = mode alerte activé.

⚡ EXERCICE — ÉCRIS DIRECTEMENT ICI

ÉTAPE 1 : Diagnostic (entoure ton numéro)

1. Je vérifie mes emails dès le réveil
2. Je réponds aux messages pro le soir/week-end
3. Mon téléphone est à côté de mon lit
4. J'ai des notifications activées pour tout
5. Je sais déconnecter complètement

→ Ton numéro : _____

ÉTAPE 2 : Choisis 1 outil (écris la lettre)

A) Mode avion de 21h à 7h (non négociable)

B) Désactiver TOUTES les notifications sauf appels
C) Emails pro : 2 créneaux fixes par jour seulement
D) Téléphone dans une autre pièce le soir
E) Réponse automatique : « Je réponds sous 24h »

→ Ta lettre : _____

ÉTAPE 3 : Écris cette affirmation 1 fois

« Me déconnecter n'est pas de la paresse. C'est de la survie. »

____

■ TRACKING — REMPLIS CE SOIR

☐ J'ai fait mon outil du jour
☐ J'ai dormi 7h minimum
☐ J'ai bu 2L d'eau

Niveau d'urgence AVANT (1-10) : _____ APRÈS (1-10) : _____

■ J'ai donné à mon cerveau une VRAIE pause.

🔥 JOUR 6 — SAMEDI

Phase 1 : ÉTEINDRE LE FEU

Urgence : HYDRATATION

💡 CONTEXTE

Le stress chronique déshydrate. Le cortisol augmente la production d'urine. Tu bois du café pour tenir (diurétique). Résultat : déshydratation chronique invisible. Un cerveau déshydraté = -20% de performance cognitive, irritabilité accrue, fatigue. L'eau, c'est basique. Mais vital.

🧠 SCIENCE

Université du Connecticut (2012) : Une déshydratation de 1.5% (tu ne ressens même pas la soif) = dégradation de l'humeur, concentration, énergie. Le cerveau est composé à 75% d'eau. Chaque cellule a besoin d'eau pour fonctionner. Simple. Essentiel.

⚡ EXERCICE — ÉCRIS DIRECTEMENT ICI

ÉTAPE 1 : Diagnostic (entoure ton numéro)

1. Je bois moins de 1L d'eau par jour
2. Je bois surtout du café/thé/soda
3. Mon urine est foncée (signe de déshydratation)
4. J'oublie de boire pendant des heures
5. Je bois régulièrement 2L d'eau par jour

→ Ton numéro : _____

ÉTAPE 2 : Choisis 1 outil (écris la lettre)

A) Bouteille 1L sur le bureau (objectif : 2 par jour)
B) Verre d'eau au réveil AVANT le café
C) Application rappel hydratation (si besoin)
D) Gourde toujours dans le sac
E) Remplacer 1 café par 1 tisane

→ Ta lettre : _____

ÉTAPE 3 : Écris cette affirmation 1 fois

« L'eau est le carburant de mon cerveau. Je le remplis. »

____

____

■ TRACKING — REMPLIS CE SOIR

☐ J'ai fait mon outil du jour
☐ J'ai dormi 7h minimum
☐ J'ai bu 2L d'eau

Niveau d'urgence AVANT (1-10) : _____ APRÈS (1-10) : _____

■ J'ai NOURRI chaque cellule de mon corps.

🔥 JOUR 7 — DIMANCHE

Phase 1 : ÉTEINDRE LE FEU

Urgence : REPOS ACTIF

💡 CONTEXTE

Premier dimanche. Tu as peut-être envie de « rattraper » en faisant plein de choses. STOP. Le repos actif, ce n'est pas « ne rien faire » (ça peut générer de la culpabilité). C'est faire des activités qui RECHARGENT sans épuiser. Distinction cruciale.

🧠 SCIENCE

Psychologie positive (Sonnentag, 2012) : Le « détachement psychologique » du travail pendant le week-end est LE meilleur prédicteur de récupération. Pas la durée du repos. La QUALITÉ du détachement. Faire des corvées ménagères ? Pas du repos. Se promener ? Repos actif.

⚡ EXERCICE — ÉCRIS DIRECTEMENT ICI

ÉTAPE 1 : Diagnostic (entoure ton numéro)

1. Mon week-end ressemble à ma semaine (courses, corvées)
2. Je pense au travail même le dimanche
3. Je me sens coupable de ne rien faire
4. Je n'ai plus de hobbies qui me font plaisir
5. Je sais me reposer activement

→ Ton numéro : _____

ÉTAPE 2 : Choisis 1 outil (écris la lettre)

A) 1h d'activité plaisir OBLIGATOIRE (lecture, musique, nature)

B) Zéro corvées avant 14h le dimanche

C) Promenade sans téléphone (ou téléphone en mode avion)

D) Activité manuelle (cuisine, jardinage, bricolage)

E) Sieste 20 min (pas plus, sinon inertie)

→ Ta lettre : ____

ÉTAPE 3 : Écris cette affirmation 1 fois

« Me reposer est mon travail le plus important aujourd'hui. »

____

■ TRACKING — REMPLIS CE SOIR

☐ J'ai fait mon outil du jour

☐ J'ai dormi 7h minimum

☐ J'ai bu 2L d'eau

Niveau d'urgence AVANT (1-10) : ____ APRÈS (1-10) : ____

■ J'ai RECHARGÉ mes batteries sans culpabilité.

🔥 JOUR 8 — LUNDI

Phase 1 : ÉTEINDRE LE FEU

Urgence : ALIMENTATION D'URGENCE

💡 CONTEXTE

En burnout, tu manges mal. Soit tu sautes des repas (pas le temps, pas faim). Soit tu te jettes sur le sucre/gras (réconfort rapide). Les deux alimentent le feu. Ton cerveau a besoin de carburant STABLE. Pas de montagnes russes glycémiques.

🧠 SCIENCE

Harvard (2020) : L'alimentation ultra-transformée augmente l'inflammation cérébrale de 30%. L'inflammation = fatigue, brouillard mental, déprime. Manger des vrais aliments (non transformés) réduit les symptômes dépressifs en 3 semaines. La nourriture EST un médicament.

⚡ EXERCICE — ÉCRIS DIRECTEMENT ICI

ÉTAPE 1 : Diagnostic (entoure ton numéro)

1. Je saute souvent le petit-déjeuner
2. Je mange devant l'écran sans faire attention
3. Je grignote beaucoup de sucre/gras
4. Je mange des plats préparés industriels
5. Je mange équilibré et régulièrement

→ Ton numéro : ____

ÉTAPE 2 : Choisis 1 outil (écris la lettre)

A) Petit-déjeuner protéiné obligatoire (œufs, yaourt grec)

B) Préparer ses repas le dimanche (batch cooking basique)

C) Snacks d'urgence sains dans le tiroir (noix, fruits secs)

D) Manger ASSIS, sans écran, en 20 min minimum

E) Légumes à chaque repas (même surgelés = OK)

→ Ta lettre : ____

ÉTAPE 3 : Écris cette affirmation 1 fois

« Je nourris mon cerveau comme le moteur qu'il est. »

____

■ TRACKING — REMPLIS CE SOIR

☐ J'ai fait mon outil du jour

☐ J'ai dormi 7h minimum

☐ J'ai bu 2L d'eau

Niveau d'urgence AVANT (1-10) : ____ APRÈS (1-10) : ____

■ J'ai donné du VRAI carburant à mon corps.

🔥 JOUR 9 — MARDI

Phase 1 : ÉTEINDRE LE FEU

Urgence : ENVIRONNEMENT

💡 CONTEXTE

Ton environnement physique influence ton état mental. Bureau en désordre = esprit en désordre. Lumière artificielle = rythme circadien perturbé. Bruit constant = cortisol élevé. Aujourd'hui, on optimise ton espace pour RÉDUIRE le stress passif.

🧠 SCIENCE

Princeton (2011) : Le désordre visuel réduit la capacité de concentration et augmente le cortisol. UCLA (2010) : Les femmes qui décrivent leur maison comme « encombrée » ont des niveaux de cortisol élevés toute la journée. L'environnement N'EST PAS neutre.

⚡ EXERCICE — ÉCRIS DIRECTEMENT ICI

ÉTAPE 1 : Diagnostic (entoure ton numéro)

1. Mon bureau/espace de travail est encombré
2. Je travaille dans le bruit constant
3. Je manque de lumière naturelle
4. Ma chambre n'est pas optimisée pour le sommeil
5. Mon environnement est calme et ordonné

→ Ton numéro : _____

ÉTAPE 2 : Choisis 1 outil (écris la lettre)

A) 15 min de rangement bureau (jeter/ranger/organiser)

B) Casque anti-bruit ou bouchons d'oreilles pour focus

C) Pause dehors 10 min pour lumière naturelle

D) Chambre : obscurité totale + fraîcheur + silence

E) Une plante verte sur le bureau (réduit stress -15%)

→ Ta lettre : ____

ÉTAPE 3 : Écris cette affirmation 1 fois

« Mon espace reflète mon esprit. Je le clarifie. »

____

■ TRACKING — REMPLIS CE SOIR

☐ J'ai fait mon outil du jour

☐ J'ai dormi 7h minimum

☐ J'ai bu 2L d'eau

Niveau d'urgence AVANT (1-10) : ____ APRÈS (1-10) : ____

■ J'ai créé un environnement qui me SOUTIENT.

🔥 JOUR 10 — MERCREDI

Phase 1 : ÉTEINDRE LE FEU

Urgence : BILAN PHASE 1

💡 CONTEXTE

10 jours. Tu as posé les bases de l'extinction du feu. Sommeil, mouvement, respiration, limites, déconnexion, hydratation, repos, alimentation, environnement. Ce n'est pas parfait. Ce n'est pas fini. Mais le feu est moins intense. Aujourd'hui : bilan honnête.

🧠 SCIENCE

Psychologie du changement (Prochaska, 1977) : Le changement n'est pas linéaire. Il y a des rechutes, des plateaux, des avancées. L'important est la TENDANCE générale. Si tu as fait 50% des exercices, c'est déjà énorme. Le perfectionnisme est l'ennemi du progrès.

⚡ EXERCICE — ÉCRIS DIRECTEMENT ICI

ÉTAPE 1 : Diagnostic (entoure ton numéro)

1. J'ai fait <30% des exercices (c'est OK, continue)
2. J'ai fait 30-50% des exercices (bon début)
3. J'ai fait 50-70% des exercices (solide)
4. J'ai fait >70% des exercices (excellent)
5. J'ai tout fait parfaitement (attention au perfectionnisme)

→ Ton numéro : _____

ÉTAPE 2 : Choisis 1 outil (écris la lettre)

A) Relire mes notes des 9 jours précédents
B) Identifier les 2 outils qui ont le mieux marché
C) Identifier le 1 obstacle principal
D) Planifier comment surmonter cet obstacle
E) Célébrer d'être arrivé au jour 10

→ Ta lettre : ____

ÉTAPE 3 : Écris cette affirmation 1 fois

« Le progrès, pas la perfection. Je continue. »

____

■ TRACKING — REMPLIS CE SOIR

☐ J'ai fait mon outil du jour
☐ J'ai dormi 7h minimum
☐ J'ai bu 2L d'eau

Niveau d'urgence AVANT (1-10) : ____ APRÈS (1-10) : ____

■ J'ai SURVÉCU à la phase d'urgence. Le feu faiblit.

PHASE 2

RECONSTRUIRE

Jours 11-20

🏗 JOUR 11 — JEUDI

Phase 2 : RECONSTRUIRE

Urgence : ÉMOTIONS BLOQUÉES

💡 CONTEXTE

En burnout, tu as probablement « coupé » tes émotions pour survivre. C'est un mécanisme de protection. Mais les émotions refoulées ne disparaissent pas. Elles s'accumulent. Aujourd'hui, on commence à les laisser sortir. Doucement. En sécurité.

🧠 SCIENCE

Université du Texas (Pennebaker, 1997) : Écrire sur ses émotions pendant 15 min/jour pendant 4 jours améliore le système immunitaire et réduit les visites médicales de 50%. L'expression émotionnelle n'est pas de la faiblesse. C'est de la RÉGULATION neurologique.

⚡ EXERCICE — ÉCRIS DIRECTEMENT ICI

ÉTAPE 1 : Diagnostic (entoure ton numéro)

1. Je ne sais plus ce que je ressens
2. J'ai envie de pleurer mais je me retiens
3. Je suis en colère mais je ne sais pas pourquoi
4. Je me sens « vide » émotionnellement
5. J'ai accès à mes émotions

→ Ton numéro : _____

ÉTAPE 2 : Choisis 1 outil (écris la lettre)

A) Écriture libre 10 min (sans censure, sans relire)

B) Pleurer si ça vient (pas de honte, c'est chimique)

C) Nommer l'émotion à voix haute : « Je ressens de la... »

D) Musique qui fait pleurer (cathartique)

E) Parler à quelqu'un de confiance

→ Ta lettre : ____

ÉTAPE 3 : Écris cette affirmation 1 fois

« Mes émotions méritent d'être entendues. Par moi d'abord. »

____

■ TRACKING — REMPLIS CE SOIR

☐ J'ai fait mon outil du jour

☐ J'ai dormi 7h minimum

☐ J'ai bu 2L d'eau

Niveau d'urgence AVANT (1-10) : ____ APRÈS (1-10) : ____

■ J'ai ÉCOUTÉ ce que mon corps essayait de me dire.

🏗 JOUR 12 — VENDREDI

Phase 2 : RECONSTRUIRE

Urgence : PENSÉES NÉGATIVES

💡 CONTEXTE

Ton cerveau en burnout est une machine à pensées négatives. « Je suis nul », « Ça ne va jamais s'arranger », « C'est ma faute ». Ces pensées NE SONT PAS la réalité. Ce sont des symptômes. Comme la fièvre indique une infection. Aujourd'hui, on apprend à les observer sans les croire.

🧠 SCIENCE

Thérapie cognitive (Beck, 1976) : Les pensées automatiques négatives sont des « distorsions cognitives » — pas des faits. Les identifier réduit leur pouvoir. Tu n'es pas tes pensées. Tu es celui qui les OBSERVE.

⚡ EXERCICE — ÉCRIS DIRECTEMENT ICI

ÉTAPE 1 : Diagnostic (entoure ton numéro)

1. J'ai des pensées autocritiques constantes
2. Je catastrophise (« tout va mal finir »)
3. Je généralise (« je rate TOUJOURS tout »)
4. Je lis dans les pensées (« il pense que je suis nul »)
5. J'arrive à prendre du recul sur mes pensées

→ Ton numéro : ____

ÉTAPE 2 : Choisis 1 outil (écris la lettre)

A) Nommer la distorsion : « Ah, je catastrophise là »

B) Demander : « Est-ce un FAIT ou une PENSÉE ? »

C) Reformuler : « J'ai la pensée que... » au lieu de « Je suis... »

D) Chercher une preuve contraire (une fois où ça s'est bien passé)

E) Technique du « et si le contraire était vrai ? »

→ Ta lettre : _____

ÉTAPE 3 : Écris cette affirmation 1 fois

« Je ne suis pas mes pensées. Je suis celui qui les observe. »

____

■ TRACKING — REMPLIS CE SOIR

☐ J'ai fait mon outil du jour

☐ J'ai dormi 7h minimum

☐ J'ai bu 2L d'eau

Niveau d'urgence AVANT (1-10) : _____ APRÈS (1-10) : _____

■ J'ai mis de la DISTANCE avec mes pensées toxiques.

🏗 JOUR 13 — SAMEDI

Phase 2 : RECONSTRUIRE

Urgence : AUTO-COMPASSION

💡 CONTEXTE

Tu te parles probablement comme tu ne parlerais JAMAIS à un ami. « T'es nul », « Tu aurais dû... », « C'est pathétique ». Cette auto-critique constante MAINTIENT le burnout. Aujourd'hui, tu apprends à te parler comme à quelqu'un que tu aimes.

🧠 SCIENCE

Kristin Neff (2003) : L'auto-compassion prédit mieux le bien-être que l'estime de soi. Elle réduit l'anxiété de 30%, la dépression de 25%, et augmente la résilience. Se traiter avec gentillesse N'EST PAS de la complaisance. C'est de l'intelligence émotionnelle.

⚡ EXERCICE — ÉCRIS DIRECTEMENT ICI

ÉTAPE 1 : Diagnostic (entoure ton numéro)

1. Je suis très dur(e) avec moi-même
2. Je me critique pour la moindre erreur
3. Je ne me pardonnerais jamais ce que je pardonne aux autres
4. Je pense que l'auto-critique me motive
5. Je sais être bienveillant(e) envers moi-même

→ Ton numéro : _____

ÉTAPE 2 : Choisis 1 outil (écris la lettre)

A) Parler à soi comme à un ami : « C'est difficile, et c'est OK »

B) Main sur le cœur + « Je fais de mon mieux »

C) Écrire une lettre de compassion à soi-même

D) Remplacer « j'aurais dû » par « la prochaine fois, je... »

E) Se demander : « Que dirais-je à un ami dans cette situation ? »

→ Ta lettre : _____

ÉTAPE 3 : Écris cette affirmation 1 fois

« Je mérite la même gentillesse que celle que je donne aux autres. »

____

■ TRACKING — REMPLIS CE SOIR

☐ J'ai fait mon outil du jour

☐ J'ai dormi 7h minimum

☐ J'ai bu 2L d'eau

Niveau d'urgence AVANT (1-10) : _____ APRÈS (1-10) : _____

■ J'ai été mon propre ALLIÉ aujourd'hui.

🏗 JOUR 14 — DIMANCHE

Phase 2 : RECONSTRUIRE

Urgence : CONNEXION SOCIALE

💡 CONTEXTE

Le burnout isole. Tu n'as plus l'énergie pour voir des gens. Tu annules des plans. Tu te replies. Mais l'isolation AGGRAVE le burnout. Les humains sont des animaux sociaux. La connexion libère de l'ocytocine (hormone du bien-être). Même un petit contact compte.

🧠 SCIENCE

Harvard (étude de 80 ans) : La qualité des relations sociales est le MEILLEUR prédicteur de santé et bonheur à long terme. Pas l'argent. Pas le succès. Les relations. L'isolement social est aussi dangereux que fumer 15 cigarettes par jour.

⚡ EXERCICE — ÉCRIS DIRECTEMENT ICI

ÉTAPE 1 : Diagnostic (entoure ton numéro)

1. Je m'isole de plus en plus
2. J'annule souvent des plans sociaux
3. Je n'ai plus l'énergie de voir des gens
4. Je me sens seul(e) même entouré(e)
5. J'ai des connexions sociales nourrissantes

→ Ton numéro : _____

ÉTAPE 2 : Choisis 1 outil (écris la lettre)

A) Envoyer 1 message à quelqu'un aujourd'hui (juste « je pense à toi »)

B) Appel de 5 min à quelqu'un qui te fait du bien

C) Café/déjeuner avec 1 personne cette semaine

D) Dire à quelqu'un comment tu vas VRAIMENT

E) Accepter 1 invitation même si tu n'as pas envie

→ Ta lettre : _____

ÉTAPE 3 : Écris cette affirmation 1 fois

« Je mérite des connexions. Même imparfaites. Même brèves. »

____

■ TRACKING — REMPLIS CE SOIR

☐ J'ai fait mon outil du jour

☐ J'ai dormi 7h minimum

☐ J'ai bu 2L d'eau

Niveau d'urgence AVANT (1-10) : _____ APRÈS (1-10) : _____

■ J'ai NOURRI ma nature sociale aujourd'hui.

🏗 JOUR 15 — LUNDI

Phase 2 : RECONSTRUIRE

Urgence : PLAISIR

💡 CONTEXTE

Quand as-tu fait quelque chose JUSTE pour le plaisir ? Pas pour être productif. Pas pour « mériter ». Juste parce que ça fait du bien ? Le burnout tue le plaisir. Le système de récompense dopaminergique s'épuise. Aujourd'hui, on le rallume. Délibérément.

🧠 SCIENCE

Neurosciences (Berridge, 2009) : Le burnout épuise le système dopaminergique. Résultat : anhédonie (incapacité à ressentir du plaisir). Réintroduire des micro-plaisirs délibérés « réentraîne » le circuit. Le plaisir n'est pas un luxe. C'est un BESOIN neurologique.

⚡ EXERCICE — ÉCRIS DIRECTEMENT ICI

ÉTAPE 1 : Diagnostic (entoure ton numéro)

1. Je ne sais plus ce qui me fait plaisir
2. Je me sens coupable de prendre du plaisir
3. Tout me semble « meh » / fade
4. Je fais les choses par obligation, jamais par envie
5. J'ai des sources de plaisir régulières

→ Ton numéro : _____

ÉTAPE 2 : Choisis 1 outil (écris la lettre)

A) Liste de 5 choses qui me faisaient plaisir « avant »

B) Faire UNE de ces choses aujourd'hui (même 10 min)

C) Manger quelque chose de délicieux en pleine conscience

D) Musique qui me donne de l'énergie

E) Activité physique plaisir (pas « sport corvée »)

→ Ta lettre : ____

ÉTAPE 3 : Écris cette affirmation 1 fois

« Le plaisir n'est pas un luxe. C'est un médicament. »

____

■ TRACKING — REMPLIS CE SOIR

☐ J'ai fait mon outil du jour

☐ J'ai dormi 7h minimum

☐ J'ai bu 2L d'eau

Niveau d'urgence AVANT (1-10) : ____ APRÈS (1-10) : ____

■ J'ai RALLUMÉ une étincelle de joie.

🏗 JOUR 16 — MARDI

Phase 2 : RECONSTRUIRE

Urgence : GRATITUDE PROFONDE

💡 CONTEXTE

Pas les « 3 gratitudes » mécaniques. Une gratitude PROFONDE. Spécifique. Ressentie dans le corps. Ton cerveau a un biais de négativité (survie). La gratitude consciente recalibre ce filtre. Ce n'est pas du « positive thinking » niais. C'est de la neuroplasticité.

🧠 SCIENCE

UC Davis (Emmons, 2003) : La pratique de gratitude augmente le bien-être de 25% et améliore le sommeil. Mais attention : la gratitude GÉNÉRIQUE (« ma famille, ma santé ») perd son effet après quelques jours. La gratitude SPÉCIFIQUE et NOUVELLE maintient l'effet.

⚡ EXERCICE — ÉCRIS DIRECTEMENT ICI

ÉTAPE 1 : Diagnostic (entoure ton numéro)

1. Je ne vois que ce qui ne va pas
2. Je prends tout pour acquis
3. Je compare ma vie à celle des autres (et je perds)
4. Je dis « merci » mécaniquement sans le ressentir
5. Je ressens de la gratitude authentique

→ Ton numéro : _____

ÉTAPE 2 : Choisis 1 outil (écris la lettre)

A) 1 gratitude NOUVELLE et SPÉCIFIQUE chaque soir

B) Pourquoi je suis reconnaissant pour CETTE chose ?

C) Lettre de gratitude à quelqu'un (même non envoyée)

D) Photo du jour de quelque chose de beau/bon

E) Savourer : s'arrêter 30 sec pour apprécier un moment

→ Ta lettre : _____

ÉTAPE 3 : Écris cette affirmation 1 fois

« Je recalibre mon cerveau vers ce qui va BIEN. »

____

■ TRACKING — REMPLIS CE SOIR

☐ J'ai fait mon outil du jour

☐ J'ai dormi 7h minimum

☐ J'ai bu 2L d'eau

Niveau d'urgence AVANT (1-10) : _____ APRÈS (1-10) : _____

■ J'ai VU la beauté cachée dans ma journée.

🏗 JOUR 17 — MERCREDI

Phase 2 : RECONSTRUIRE

Urgence : CORPS PHYSIQUE

💡 CONTEXTE

Ton corps porte le burnout. Épaules tendues. Mâchoire serrée. Dos bloqué. Maux de tête. Le stress chronique se STOCKE dans les tissus. Aujourd'hui, on écoute le corps. On relâche. On soigne le véhicule qui te porte.

🧠 SCIENCE

Polyvagal (Porges, 2011) : Le corps garde le score du stress. Les tensions musculaires chroniques maintiennent le système nerveux en alerte. Relâcher le corps = signal de sécurité au cerveau. Le massage, le stretching, le yoga : pas du luxe. De la régulation nerveuse.

⚡ EXERCICE — ÉCRIS DIRECTEMENT ICI

ÉTAPE 1 : Diagnostic (entoure ton numéro)

1. J'ai des tensions chroniques (cou, épaules, dos)
2. Je serre la mâchoire / grince des dents
3. J'ai des maux de tête fréquents
4. Je ne ressens plus vraiment mon corps
5. Mon corps est détendu et conscient

→ Ton numéro : _____

ÉTAPE 2 : Choisis 1 outil (écris la lettre)

A) Scan corporel 5 min (tête aux pieds, noter les tensions)

B) Étirements doux 10 min (YouTube : « stretching débutant »)

C) Auto-massage nuque et épaules

D) Bain chaud ou douche chaude prolongée

E) Mâchoire : ouvrir grand + masser les masséters

→ Ta lettre : ____

ÉTAPE 3 : Écris cette affirmation 1 fois

« Mon corps porte mon histoire. Je l'écoute avec respect. »

____

■ TRACKING — REMPLIS CE SOIR

☐ J'ai fait mon outil du jour

☐ J'ai dormi 7h minimum

☐ J'ai bu 2L d'eau

Niveau d'urgence AVANT (1-10) : ____ APRÈS (1-10) : ____

■ J'ai RELÂCHÉ les tensions stockées dans mon corps.

🏗 JOUR 18 — JEUDI

Phase 2 : RECONSTRUIRE

Urgence : CRÉATIVITÉ

💡 CONTEXTE

Le burnout tue la créativité. Tu fonctionnes en mode « survie », pas en mode « création ». Mais créer — même maladroitement — active des zones cérébrales différentes. Ça sort du mode « problème à résoudre ». Aujourd'hui, tu crées. Sans jugement. Sans objectif.

🧠 SCIENCE

Neurosciences (Dietrich, 2004) : La créativité active le réseau du mode par défaut (DMN) — les mêmes zones qui se reposent en méditation. Créer = forme de récupération active. Pas besoin d'être « artiste ». Gribouiller, cuisiner, écrire : tout compte.

⚡ EXERCICE — ÉCRIS DIRECTEMENT ICI

ÉTAPE 1 : Diagnostic (entoure ton numéro)

1. Je n'ai plus d'idées créatives
2. Je fais tout de façon mécanique
3. Je n'ai pas de hobby créatif
4. Je juge tout ce que je produis
5. J'ai des activités créatives régulières

→ Ton numéro : ____

ÉTAPE 2 : Choisis 1 outil (écris la lettre)

A) Gribouiller 5 min sans but (formes, lignes, couleurs)

B) Écrire sans filtre pendant 10 min (poubelle OK)

C) Cuisiner quelque chose de nouveau

D) Prendre 10 photos de choses belles aujourd'hui

E) Écouter de la musique nouvelle (pas tes playlists habituelles)

→ Ta lettre : ____

ÉTAPE 3 : Écris cette affirmation 1 fois

« Je crée sans but. Le processus EST le résultat. »

____

■ TRACKING — REMPLIS CE SOIR

☐ J'ai fait mon outil du jour

☐ J'ai dormi 7h minimum

☐ J'ai bu 2L d'eau

Niveau d'urgence AVANT (1-10) : ____ APRÈS (1-10) : ____

■ J'ai activé mon CERVEAU CRÉATIF.

🏗 JOUR 19 — VENDREDI

Phase 2 : RECONSTRUIRE

Urgence : NATURE

💡 CONTEXTE

Les humains ont évolué dans la nature pendant 200 000 ans. Les villes ? 200 ans. Ton cerveau est câblé pour les arbres, l'eau, le ciel. Le « déficit de nature » est un facteur de stress moderne. Aujourd'hui, tu te reconnectes. Même en ville.

🧠 SCIENCE

Japon (Shinrin-yoku, 2010) : 20 min de « bain de forêt » réduit le cortisol de 16%, la pression artérielle, le rythme cardiaque. Même regarder des IMAGES de nature a un effet mesurable. Le vert = signal de sécurité pour le cerveau primitif.

⚡ EXERCICE — ÉCRIS DIRECTEMENT ICI

ÉTAPE 1 : Diagnostic (entoure ton numéro)

1. Je passe mes journées entre 4 murs
2. Je ne me souviens plus de ma dernière sortie nature
3. Mon environnement est 100% béton/écrans
4. Je n'ai pas de plantes chez moi
5. J'ai un contact régulier avec la nature

→ Ton numéro : ____

ÉTAPE 2 : Choisis 1 outil (écris la lettre)

A) Marche 20 min dans un parc / espace vert
B) Déjeuner dehors (même sur un banc)
C) 5 min de ciel : regarder les nuages, le soleil
D) Plante verte sur le bureau / dans la chambre
E) Sons de nature en fond pendant le travail

→ Ta lettre : _____

ÉTAPE 3 : Écris cette affirmation 1 fois

« La nature est mon habitat naturel. Je m'y reconnecte. »

____

■ TRACKING — REMPLIS CE SOIR

☐ J'ai fait mon outil du jour
☐ J'ai dormi 7h minimum
☐ J'ai bu 2L d'eau

Niveau d'urgence AVANT (1-10) : _____ APRÈS (1-10) : _____

■ J'ai donné à mon cerveau sa DOSE de vert.

🏗 JOUR 20 — SAMEDI

Phase 2 : RECONSTRUIRE

Urgence : BILAN PHASE 2

💡 CONTEXTE

20 jours. La phase de reconstruction touche à sa fin. Tu as travaillé sur tes émotions, pensées, auto-compassion, connexions, plaisir, gratitude, corps, créativité, nature. Le feu est éteint. Les fondations sont posées. Bilan avant la dernière ligne droite.

🧠 SCIENCE

Psychologie positive (Seligman, 2011) : Le bien-être n'est pas l'absence de mal-être. C'est la présence d'émotions positives, d'engagement, de relations, de sens, d'accomplissement (modèle PERMA). Tu as travaillé sur plusieurs de ces piliers.

⚡ EXERCICE — ÉCRIS DIRECTEMENT ICI

ÉTAPE 1 : Diagnostic (entoure ton numéro)

1. Je vois une amélioration par rapport au jour 1
2. Certains outils ont vraiment fonctionné pour moi
3. J'ai encore des difficultés sur certains points
4. Je me sens prêt(e) pour la phase finale
5. Je veux approfondir certains thèmes

→ Ton numéro : _____

ÉTAPE 2 : Choisis 1 outil (écris la lettre)

A) Relire les notes des jours 11-19

B) Mes 3 outils les plus efficaces de cette phase

C) Le 1 domaine où j'ai encore besoin de travail

D) Ce que je veux GARDER comme habitude

E) Ce que je veux CHANGER dans la dernière phase

→ Ta lettre : ____

ÉTAPE 3 : Écris cette affirmation 1 fois

« J'ai reconstruit des fondations solides. Je continue. »

____

■ TRACKING — REMPLIS CE SOIR

☐ J'ai fait mon outil du jour

☐ J'ai dormi 7h minimum

☐ J'ai bu 2L d'eau

Niveau d'urgence AVANT (1-10) : ____ APRÈS (1-10) : ____

■ J'ai RECONSTRUIT sur des bases saines.

PHASE 3

PROTÉGER L'AVENIR

Jours 21-30

🛡 JOUR 21 — DIMANCHE

Phase 3 : PROTÉGER L'AVENIR

Urgence : VALEURS

💡 CONTEXTE

Le burnout arrive souvent quand ta vie ne correspond plus à tes VALEURS. Tu fais des choses qui ne te ressemblent pas. Pour les autres. Pour l'argent. Pour l'image. Aujourd'hui, tu clarifies ce qui compte VRAIMENT pour toi. Ta boussole intérieure.

🧠 SCIENCE

Acceptation et engagement (Hayes, 2006) : Vivre en accord avec ses valeurs est le meilleur prédicteur de bien-être à long terme. Les valeurs ne sont pas des objectifs. Ce sont des DIRECTIONS. On ne « finit » jamais ses valeurs. On les vit au quotidien.

⚡ EXERCICE — ÉCRIS DIRECTEMENT ICI

ÉTAPE 1 : Diagnostic (entoure ton numéro)

1. Je ne sais plus ce qui compte vraiment pour moi
2. Ma vie actuelle ne reflète pas mes valeurs
3. Je fais des choses qui me vident d'énergie
4. Je vis la vie de quelqu'un d'autre
5. Je suis aligné(e) avec mes valeurs

→ Ton numéro : _____

ÉTAPE 2 : Choisis 1 outil (écris la lettre)

A) Liste de mes 5 valeurs fondamentales (famille, liberté, créativité...)

B) Est-ce que ma semaine reflète ces valeurs ? (honnêtement)

C) Une action cette semaine alignée avec ma valeur n°1

D) Identifier ce qui me VIDE vs ce qui me REMPLIT

E) Dire NON à ce qui contredit mes valeurs

→ Ta lettre : ____

ÉTAPE 3 : Écris cette affirmation 1 fois

« Je clarifie ma boussole. Je vis MA vie. »

____

■ TRACKING — REMPLIS CE SOIR

☐ J'ai fait mon outil du jour

☐ J'ai dormi 7h minimum

☐ J'ai bu 2L d'eau

Niveau d'urgence AVANT (1-10) : ____ APRÈS (1-10) : ____

■ J'ai identifié ce qui compte VRAIMENT pour moi.

🛡 JOUR 22 — LUNDI

Phase 3 : PROTÉGER L'AVENIR

Urgence : SENS

CONTEXTE

Pourquoi tu fais ce que tu fais ? Si la réponse est « pour l'argent » ou « je sais pas », danger. Le sens n'est pas un luxe de philosophe. C'est un BESOIN psychologique fondamental. Le burnout prospère dans le vide de sens. Aujourd'hui, tu explores.

SCIENCE

Viktor Frankl (logothérapie) : Le sens est le moteur principal de la motivation humaine. Les personnes avec un « pourquoi » clair résistent mieux au stress. Le sens ne se trouve pas. Il se CONSTRUIT, à travers nos choix quotidiens.

⚡ EXERCICE — ÉCRIS DIRECTEMENT ICI

ÉTAPE 1 : Diagnostic (entoure ton numéro)

1. Mon travail n'a aucun sens pour moi
2. Je ne sais pas pourquoi je me lève le matin
3. J'ai l'impression que ma vie n'a pas de but
4. Je fais les choses par automatisme
5. J'ai un sens clair de ma contribution

→ Ton numéro : _____

ÉTAPE 2 : Choisis 1 outil (écris la lettre)

A) Qu'est-ce qui me mettait en colère à 15 ans ? (indice de valeurs)

B) Si l'argent n'était pas un problème, que ferais-je ?

C) Qui est positivement impacté par mon travail ?

D) Une micro-contribution significative aujourd'hui

E) Lettre à moi dans 5 ans : qu'est-ce qui aura compté ?

→ Ta lettre : _____

ÉTAPE 3 : Écris cette affirmation 1 fois

« Je construis mon sens, action par action. »

____

____

■ TRACKING — REMPLIS CE SOIR

☐ J'ai fait mon outil du jour

☐ J'ai dormi 7h minimum

☐ J'ai bu 2L d'eau

Niveau d'urgence AVANT (1-10) : _____ APRÈS (1-10) : _____

■ J'ai touché du doigt mon POURQUOI.

🛡 JOUR 23 — MARDI

Phase 3 : PROTÉGER L'AVENIR

Urgence : LIMITES PÉRENNES

💡 CONTEXTE

Tu as appris à dire NON (jour 4). Maintenant, on SYSTÉMATISE. Des limites ne sont pas des réactions ponctuelles. Ce sont des STRUCTURES. Des règles claires, connues de tous, non négociables. Tes alarmes incendie permanentes.

🧠 SCIENCE

Psychologie des organisations : Les personnes avec des « limites par défaut » (règles automatiques) ont 40% moins de stress décisionnel. Chaque décision consomme de l'énergie. Les limites automatiques économisent cette énergie.

⚡ EXERCICE — ÉCRIS DIRECTEMENT ICI

ÉTAPE 1 : Diagnostic (entoure ton numéro)

1. Mes limites changent selon mon humeur
2. Je cède sous la pression des autres
3. Je n'ai pas de règles claires communiquées
4. Mes proches ne connaissent pas mes limites
5. J'ai des limites stables et respectées

→ Ton numéro : _____

ÉTAPE 2 : Choisis 1 outil (écris la lettre)

A) Mes 3 limites NON-NÉGOCIABLES (écrites)

B) Communiquer ces limites à 1 personne clé

C) Réponse automatique pour les demandes hors-limites

D) Agenda bloqué : mes créneaux protégés visibles

E) Conséquence claire si limite franchie

→ Ta lettre : ____

ÉTAPE 3 : Écris cette affirmation 1 fois

« Mes limites ne sont pas égoïstes. Elles sont vitales. »

____

■ TRACKING — REMPLIS CE SOIR

☐ J'ai fait mon outil du jour

☐ J'ai dormi 7h minimum

☐ J'ai bu 2L d'eau

Niveau d'urgence AVANT (1-10) : ____ APRÈS (1-10) : ____

■ J'ai INSTALLÉ des alarmes incendie permanentes.

🛡 JOUR 24 — MERCREDI

Phase 3 : PROTÉGER L'AVENIR

Urgence : SYSTÈME DE SOUTIEN

CONTEXTE

Tu ne peux pas faire ça seul(e). Personne ne le peut. Un système de soutien, ce n'est pas de la faiblesse. C'est de l'intelligence. Qui peux-tu appeler à 2h du matin ? Qui te dit la vérité avec amour ? Aujourd'hui, tu identifies (et renforces) ton filet de sécurité.

SCIENCE

Psychologie sociale : Le « capital social » est un facteur protecteur majeur contre le burnout. Pas le nombre d'amis. La QUALITÉ des liens. 3-5 relations profondes suffisent. Mais elles doivent être ACTIVEMENT cultivées.

⚡ EXERCICE — ÉCRIS DIRECTEMENT ICI

ÉTAPE 1 : Diagnostic (entoure ton numéro)

1. Je n'ai personne à qui parler vraiment
2. Je ne veux pas être un fardeau pour les autres
3. Mes relations sont superficielles
4. Je ne sais pas qui appeler en cas de crise
5. J'ai un réseau de soutien solide

→ Ton numéro : _____

ÉTAPE 2 : Choisis 1 outil (écris la lettre)

A) Liste de mes 3-5 personnes ressources

B) Contacter 1 de ces personnes cette semaine

C) Identifier 1 professionnel de confiance (médecin, psy)

D) Numéro d'urgence enregistré dans le téléphone

E) Demander de l'aide AVANT d'être au fond

→ Ta lettre : ____

ÉTAPE 3 : Écris cette affirmation 1 fois

« Demander de l'aide est un acte de courage, pas de faiblesse. »

____

█ TRACKING — REMPLIS CE SOIR

☐ J'ai fait mon outil du jour

☐ J'ai dormi 7h minimum

☐ J'ai bu 2L d'eau

Niveau d'urgence AVANT (1-10) : ____ APRÈS (1-10) : ____

█ J'ai RENFORCÉ mon filet de sécurité.

🛡 JOUR 25 — JEUDI

Phase 3 : PROTÉGER L'AVENIR

Urgence : ROUTINES PROTECTRICES

💡 CONTEXTE

Les bonnes intentions ne suffisent pas. Les habitudes, si. Une routine matinale solide. Un rituel du soir. Des automatismes qui te protègent SANS effort de volonté. Aujourd'hui, tu construis ta routine anti-burnout personnalisée.

🧠 SCIENCE

Habitudes (Clear, 2018) : Les habitudes sont des « intérêts composés » du développement personnel. 1% mieux chaque jour = 37x mieux en un an. La clé : rendre la bonne habitude FACILE et la mauvaise DIFFICILE. Environnement > volonté.

⚡ EXERCICE — ÉCRIS DIRECTEMENT ICI

ÉTAPE 1 : Diagnostic (entoure ton numéro)

1. Je n'ai pas de routine stable
2. Chaque jour est différent (chaotique)
3. Je dépends de ma volonté du moment
4. Je recommence à zéro chaque matin
5. J'ai des routines solides qui me protègent

→ Ton numéro : ____

ÉTAPE 2 : Choisis 1 outil (écris la lettre)

A) Routine matinale de 15 min (les 3 mêmes choses chaque jour)

B) Routine soir de 15 min (déconnexion + préparation lendemain)

C) Habit stacking : après [habitude existante], je fais [nouvelle habitude]

D) Préparer son environnement la veille

E) Tracker visuel simple (X sur calendrier)

→ Ta lettre : _____

ÉTAPE 3 : Écris cette affirmation 1 fois

« Mes routines sont mes gardiennes. Elles veillent sur moi. »

____

____

■ TRACKING — REMPLIS CE SOIR

☐ J'ai fait mon outil du jour

☐ J'ai dormi 7h minimum

☐ J'ai bu 2L d'eau

Niveau d'urgence AVANT (1-10) : _____ APRÈS (1-10) : _____

■ J'ai AUTOMATISÉ ma protection.

🛡 JOUR 26 — VENDREDI

Phase 3 : PROTÉGER L'AVENIR

Urgence : SIGNAUX D'ALERTE

CONTEXTE

Le burnout ne tombe pas du ciel. Il s'installe progressivement. Avec des signaux que tu as ignorés. Quels sont TES signaux ? Insomnie ? Irritabilité ? Maux de tête ? Cynisme ? Aujourd'hui, tu identifies TES indicateurs personnels.

SCIENCE

Prévention des rechutes : Identifier ses « signaux précoces » permet d'intervenir AVANT la crise. Comme un thermomètre qui détecte la fièvre avant la maladie grave. Chaque personne a des signaux différents. Les connaître = pouvoir d'intervention.

⚡ EXERCICE — ÉCRIS DIRECTEMENT ICI

ÉTAPE 1 : Diagnostic (entoure ton numéro)

1. Je n'ai pas vu venir mon burnout
2. Je ne connais pas mes signaux d'alerte
3. J'ignore mes symptômes jusqu'à ce que ça craque
4. Je minimise mes signaux (« c'est normal »)
5. Je reconnais mes signaux précoces

→ Ton numéro : _____

ÉTAPE 2 : Choisis 1 outil (écris la lettre)

A) Mes 5 signaux d'alerte PERSONNELS (écrits)

B) Niveau 1 (orange) : quels symptômes légers ?

C) Niveau 2 (rouge) : quels symptômes graves ?

D) Plan d'action pour chaque niveau

E) Partager ces signaux avec 1 proche (« si tu vois ça, dis-moi »)

→ Ta lettre : ____

ÉTAPE 3 : Écris cette affirmation 1 fois

« Je connais mes signaux. Je les écoute. J'agis. »

____

■ TRACKING — REMPLIS CE SOIR

☐ J'ai fait mon outil du jour

☐ J'ai dormi 7h minimum

☐ J'ai bu 2L d'eau

Niveau d'urgence AVANT (1-10) : ____ APRÈS (1-10) : ____

■ J'ai CARTOGRAPHIÉ mes indicateurs de danger.

🛡 JOUR 27 — SAMEDI

Phase 3 : PROTÉGER L'AVENIR

Urgence : PLAN DE CRISE

CONTEXTE

Et si ça va mal ? Vraiment mal ? Tu dois avoir un PLAN. Pas y penser quand tu es en crise (tu ne peux plus réfléchir). L'avoir PRÊT. Numéros, actions, contacts. Comme un plan d'évacuation incendie. On espère ne jamais l'utiliser. Mais il est là.

SCIENCE

Psychologie d'urgence : En crise, le cortex préfrontal (planification) se déconnecte. L'amygdale (panique) prend le relais. Impossible de réfléchir calmement. Un plan PRÉ-ÉCRIT contourne ce problème. Tu suis les instructions sans réfléchir.

⚡ EXERCICE — ÉCRIS DIRECTEMENT ICI

ÉTAPE 1 : Diagnostic (entoure ton numéro)

1. Je n'ai pas de plan si ça va vraiment mal
2. Je ne connais pas les numéros d'urgence
3. En crise, je panique sans savoir quoi faire
4. Je n'ai jamais pensé à un plan de secours
5. J'ai un plan de crise prêt

→ Ton numéro : _____

ÉTAPE 2 : Choisis 1 outil (écris la lettre)

A) Carte « CRISE » dans le portefeuille avec 3 numéros

B) SOS Amitié : 09 72 39 40 50 (24h/24)

C) Numéro de mon médecin / psy

D) 3 actions automatiques en crise (respirer, appeler, sortir)

E) Lieu sûr identifié où aller si besoin

→ Ta lettre : ____

ÉTAPE 3 : Écris cette affirmation 1 fois

« J'ai un plan. Je ne serai jamais sans ressource. »

____

____

■ TRACKING — REMPLIS CE SOIR

☐ J'ai fait mon outil du jour

☐ J'ai dormi 7h minimum

☐ J'ai bu 2L d'eau

Niveau d'urgence AVANT (1-10) : ____ APRÈS (1-10) : ____

■ J'ai PRÉPARÉ mon filet de secours ultime.

🛡 JOUR 28 — DIMANCHE

Phase 3 : PROTÉGER L'AVENIR

Urgence : CONTRIBUTION

CONTEXTE

Paradoxe du bien-être : se concentrer sur SOI ne rend pas heureux. Aider les AUTRES, si. Quand tu vas mieux, donner un peu crée un cercle vertueux. Pas par sacrifice. Par surabondance. Tu donnes de ton surplus, pas de ton essentiel.

SCIENCE

Neurosciences du don (Post, 2005) : Aider les autres active les mêmes circuits de récompense que manger ou avoir des relations intimes. Le « helper's high » est mesurable : moins de dépression, meilleure santé, plus de sens. Donner = recevoir, neurologiquement.

⚡ EXERCICE — ÉCRIS DIRECTEMENT ICI

ÉTAPE 1 : Diagnostic (entoure ton numéro)

1. Je suis trop épuisé(e) pour aider qui que ce soit
2. J'aide les autres au détriment de moi-même
3. Je ne sais pas comment contribuer
4. J'ai l'impression de ne rien avoir à offrir
5. Je contribue à partir de mon surplus

→ Ton numéro : _____

ÉTAPE 2 : Choisis 1 outil (écris la lettre)

A) 1 petit geste pour quelqu'un aujourd'hui

B) Écouter vraiment quelqu'un (sans conseiller)

C) Partager une compétence / connaissance

D) Donner du temps à une cause qui me parle

E) Être gentil avec un inconnu (sourire, porte, merci sincère)

→ Ta lettre : ____

ÉTAPE 3 : Écris cette affirmation 1 fois

« Je donne de mon surplus. Et je reçois en retour. »

____

■ TRACKING — REMPLIS CE SOIR

☐ J'ai fait mon outil du jour

☐ J'ai dormi 7h minimum

☐ J'ai bu 2L d'eau

Niveau d'urgence AVANT (1-10) : ____ APRÈS (1-10) : ____

■ J'ai CONTRIBUÉ au-delà de moi-même.

🛡 JOUR 29 — LUNDI

Phase 3 : PROTÉGER L'AVENIR

Urgence : VISION LONG TERME

💡 CONTEXTE

Tu as éteint le feu. Reconstruit. Installé des protections. Maintenant : où vas-tu ? Pas dans 1 mois. Dans 1 an. Dans 5 ans. Une vision claire donne de la direction. Sans vision, tu risques de reconstruire... la même maison qui brûlera à nouveau.

🧠 SCIENCE

Psychologie de la motivation (Locke, 1968) : Des objectifs clairs et spécifiques augmentent la performance et le bien-être de 25%. Mais attention : objectifs alignés avec ses VALEURS, sinon effet inverse. La vision doit être AUTHENTIQUE.

⚡ EXERCICE — ÉCRIS DIRECTEMENT ICI

ÉTAPE 1 : Diagnostic (entoure ton numéro)

1. Je ne sais pas où je veux être dans 1 an
2. Ma vision actuelle n'est pas la mienne
3. J'ai peur de me projeter
4. Je vis au jour le jour sans direction
5. J'ai une vision claire de ma vie future

→ Ton numéro : _____

ÉTAPE 2 : Choisis 1 outil (écris la lettre)

A) Si tout était possible : ma vie idéale dans 3 ans ?

B) Un objectif aligné avec mes valeurs pour cette année

C) Un petit pas cette semaine vers cette vision

D) Ce que je veux ARRÊTER de faire

E) Ce que je veux COMMENCER à faire

→ Ta lettre : _____

ÉTAPE 3 : Écris cette affirmation 1 fois

« Je choisis ma direction. Je construis mon futur. »

____

■ TRACKING — REMPLIS CE SOIR

☐ J'ai fait mon outil du jour

☐ J'ai dormi 7h minimum

☐ J'ai bu 2L d'eau

Niveau d'urgence AVANT (1-10) : _____ APRÈS (1-10) : _____

■ J'ai VISUALISÉ la vie que je mérite.

🛡 JOUR 30 — MARDI

Phase 3 : PROTÉGER L'AVENIR

Urgence : ENGAGEMENT

CONTEXTE

Dernier jour. 30 jours. Tu as parcouru un chemin immense. Mais ce n'est pas une fin. C'est un début. Ce jour est un engagement : envers toi-même. Pour ne plus jamais laisser le feu prendre sans réagir. Pour vivre, pas survivre.

SCIENCE

Psychologie du changement : Les rituels de « clôture » ancrent les apprentissages. Écrire un engagement augmente de 42% la probabilité de le tenir. Ce n'est pas de la magie. C'est de la cohérence cognitive : on veut être aligné avec ce qu'on a déclaré.

⚡ EXERCICE — ÉCRIS DIRECTEMENT ICI

ÉTAPE 1 : Diagnostic (entoure ton numéro)

1. Je ne suis pas sûr(e) de pouvoir maintenir tout ça
2. J'ai peur de retomber dans mes anciens schémas
3. Je me sens transformé(e) par ce parcours
4. Je suis prêt(e) à m'engager envers moi-même
5. Je sais exactement ce que je dois faire maintenant

→ Ton numéro : _____

ÉTAPE 2 : Choisis 1 outil (écris la lettre)

A) Lettre d'engagement à moi-même (signée)

B) Mes 3 habitudes NON-NÉGOCIABLES désormais
C) Mon rendez-vous mensuel avec moi-même (bilan)
D) Relire ce livre dans 3 mois
E) Partager mon parcours avec quelqu'un

→ Ta lettre : _____

ÉTAPE 3 : Écris cette affirmation 1 fois

« Je m'engage envers moi-même. Pour de bon. »

____

■ TRACKING — REMPLIS CE SOIR

☐ J'ai fait mon outil du jour
☐ J'ai dormi 7h minimum
☐ J'ai bu 2L d'eau

Niveau d'urgence AVANT (1-10) : _____ APRÈS (1-10) : _____

■ J'ai TERMINÉ le programme. Je commence ma nouvelle vie.

ANNEXES

& RESSOURCES

● QUIZ : IDENTIFIE TON PROFIL DE BURNOUT

Coche les affirmations qui te correspondent :

PROFIL A : LE PERFECTIONNISTE ÉPUISÉ

☐ Je ne délègue jamais car « ce sera mal fait »
☐ Je reste tard pour tout vérifier 3 fois
☐ Je me critique pour la moindre erreur
☐ Mon travail n'est jamais « assez bien »
☐ Je me compare constamment aux autres

→ PRIORITÉ : Jours 12-13 (pensées négatives + auto-compassion)

PROFIL B : LE SAUVEUR SACRIFIÉ

☐ Je dis OUI à tout le monde sauf à moi
☐ Je culpabilise quand je prends du temps pour moi
☐ Les autres passent toujours en premier
☐ Je suis « la personne sur qui on peut compter »
☐ Je me sens vide après avoir aidé les autres

→ PRIORITÉ : Jours 4 + 23 (limites + limites pérennes)

PROFIL C : LE DÉCONNECTÉ

☐ Je ne ressens plus grand-chose (ni joie ni tristesse)
☐ Je fonctionne en « pilote automatique »
☐ Je ne sais plus ce qui me fait plaisir
☐ Je m'isole de plus en plus
☐ Ma vie semble vide de sens

→ PRIORITÉ : Jours 11 + 15 + 22 (émotions + plaisir + sens)

▮ PLAN ANTI-RECHUTE 90 JOURS

Après les 30 jours du programme, utilise ce plan pour consolider tes acquis :

MOIS 1 (Jours 31-60) : CONSOLIDATION

• Relire 1 jour du programme par semaine (les plus utiles pour toi)
• Maintenir les 3 habitudes de base (sommeil, eau, mouvement)
• Bilan hebdomadaire le dimanche (15 min)
• Signaux d'alerte : surveiller activement

MOIS 2 (Jours 61-90) : INTÉGRATION

• Routine bien-être automatisée (ne plus y penser)
• Limites stables et respectées par l'entourage
• 1 activité plaisir par semaine minimum
• Contribution : aider 1 personne avec ce que tu as appris

MOIS 3+ : MAINTENANCE

• Bilan mensuel (30 min) : où en suis-je ?
• Relire ce livre 1x par trimestre
• Ajuster si signaux d'alerte détectés
• Rappel : la prévention est un mode de vie, pas un projet

? FAQ : 15 QUESTIONS ESSENTIELLES

1. Combien de temps pour aller mieux ?

Variable : 3-6 mois pour un burnout léger, 6-18 mois pour un burnout sévère. Ce programme pose les bases en 30 jours, mais la guérison complète prend plus de temps.

2. Dois-je arrêter de travailler ?

Ça dépend de la sévérité. Un arrêt maladie peut être nécessaire pour les cas graves. Consulte un médecin pour évaluer ta situation. Ce livre complète mais ne remplace pas un suivi médical.

3. C'est quoi la différence entre burnout et dépression ?

Le burnout est lié au contexte (travail, surcharge). La dépression est plus globale. Les deux peuvent coexister. Un professionnel peut faire le diagnostic différentiel.

4. J'ai tout essayé, rien ne marche. Que faire ?

Consulte un psychiatre ou psychologue spécialisé burnout. Parfois un médicament temporaire (antidépresseur) est nécessaire pour « casser le cercle ». Ce n'est pas un échec.

5. Mon entourage ne comprend pas. Comment expliquer ?

Utilise la métaphore du feu : « Mon corps a brûlé ses réserves. Il a besoin de temps pour se reconstruire. Ce n'est pas de la paresse, c'est de la convalescence. »

6. Je rechute régulièrement. C'est normal ?

Oui. Le burnout n'est pas linéaire. Il y a des hauts et des bas. L'important est de reconnaître les rechutes TÔT (signaux jour 26) et d'agir VITE.

7. Les médicaments sont-ils nécessaires ?

Pas toujours. Mais dans les cas sévères (insomnie totale, pensées suicidaires, incapacité à fonctionner), ils peuvent être essentiels. Discutes-en avec un psychiatre, pas juste un généraliste.

8. Comment savoir si c'est « juste du stress » ou un vrai burnout ?

Le stress se récupère avec du repos (week-end, vacances). Le burnout ne se récupère PAS avec du simple repos. Si 2 semaines de vacances ne changent rien, c'est probablement plus que du stress.

9. Je n'ai pas le temps de faire les exercices.

5 minutes suffisent. Si tu n'as pas 5 minutes, c'est précisément le signe que tu en as BESOIN. Le manque de temps est un symptôme, pas une excuse.

10. Dois-je changer de travail ?

Pas nécessairement. Parfois, changer de poste, de manager, ou de conditions suffit. Parfois, c'est le métier entier qui ne convient plus. Attends d'avoir récupéré avant de décider.

11. Le burnout peut-il revenir ?

Oui, si les causes ne sont pas traitées. C'est pourquoi la Phase 3 (protection) est cruciale. Le burnout n'est pas une grippe. C'est un signal d'alarme sur ton mode de vie.

12. Comment gérer la culpabilité de ne pas être productif ?

Rappelle-toi : ta « productivité » actuelle te détruit. Ralentir maintenant = pouvoir accélérer plus tard. Se reposer EST productif quand ton corps en a besoin.

13. Mon médecin dit que je n'ai « rien ». Pourtant je souffre.

Le burnout n'apparaît pas toujours aux examens médicaux classiques. Demande un bilan complet (thyroïde, carences, cortisol) ET consulte un professionnel de santé mentale.

14. Puis-je faire ce programme en parallèle d'une thérapie ?

Absolument. Ce programme est COMPLÉMENTAIRE à un suivi psychologique. Parle de ce livre à ton thérapeute, il/elle pourra adapter.

15. J'ai peur de ne jamais retrouver ma « joie de vivre ».

C'est normal de ressentir ça en burnout. Le cerveau en mode survie ne génère pas de joie. Mais avec le temps, les outils, le repos : ça revient. Des millions de personnes y sont passées. Et s'en sont sorties.

NUMÉROS D'URGENCE

Si tu es en détresse psychologique, appelle MAINTENANT.

FRANCE

- SOS Amitié : 09 72 39 40 50 (24h/24)
- Numéro national de prévention du suicide : 3114 (24h/24)
- Fil Santé Jeunes : 0 800 235 236 (pour les moins de 25 ans)
- SAMU : 15 (urgences médicales)

BELGIQUE

- Centre de Prévention du Suicide : 0800 32 123 (24h/24)
- Télé-Accueil : 107 (24h/24)

SUISSE

- La Main Tendue : 143 (24h/24)
- Pro Juventute (jeunes) : 147

CANADA / QUÉBEC

- Ligne québécoise de prévention du suicide : 1-866-APPELLE (277-3553)
- Tel-Aide : 514 935-1101

Tu n'es pas seul(e). De l'aide existe. Appelle.

Le feu s'éteint.

La maison se reconstruit.

Les alarmes sont installées.

Tu es prêt(e) pour la suite.

Merci d'avoir fait ce chemin.
Prends soin de toi. Tu le mérites.

www.ingramcontent.com/pod-product-compliance
Lightning Source LLC
LaVergne TN
LVHW050946051026
849532LV00005B/1728
* 9 7 9 8 2 3 3 6 3 5 7 3 1 *